Publication de la Ligue Corse contre le Paludisme

SIÈGE SOCIAL :
7, Boulevard du Palais, BASTIA

COMMENT ON SE DÉFEND
Contre le Paludisme

PAR

LE Dr FÉLIX BATTESTI

Président Fondateur de la Ligue

Officier de l'Instruction Publique

Prix : 0'15 centimes

La vente est faite au profit de la Ligue

LYON

IMPRIMERIES RÉUNIES

1907

Publication de la Ligue Corse contre le Paludisme

SIÈGE SOCIAL :

7, Boulevard du Palais, BASTIA

COMMENT ON SE DÉFEND

Contre le Paludisme

PAR

LE Dr FÉLIX BATTESTI

Président Fondateur de la Ligue

Officier de l'Instruction Publique

Prix : 0ʳ15 centimes

La vente est faite au profit de la Ligue

LYON

IMPRIMERIES RÉUNIES

1907

LIGUE CONTRE LE PALUDISME

Fondée à Bastia le 23 Mars 1902

PROGRAMME DE LA LIGUE

La Ligue corse contre le paludisme se propose :

D'abord, de diffuser et de vulgariser les moyens les plus simples, les plus pratiques et les plus sûrs, d'éviter le paludisme et de le combattre, tels qu'ils découlent des découvertes scientifiques les plus récentes et les mieux établies. Pour cela, indépendamment de la publication de cette notice, des conférences sur le paludisme seront faites un peu partout par MM. les instituteurs.

Ensuite de faciliter à nos compatriotes la mise en pratique de ces moyens 1° en procurant aux membres adhérents de la Ligue, moyennant une très faible rétribution, la quinine, ce remède spécifique préservatif et curatif de la Malaria, à des prix accessibles aux bourses les plus modestes (voir plus loin les conditions à remplir pour cela) ; 2° en demandant aux différentes administrations de l'Etat, ponts et chaussées, douanes, postes, de faire usage dans les endroits insalubres, de toiles métalliques propres à garantir leurs employés contre les piqûres des moustiques, ces installations devant, en outre, servir d'exemples et de modèles aux particuliers qui désireront y avoir recours ; 3° en se mettant à la disposition de tous ceux qui auront besoin de conseils ou de renseignements quelconques touchant le paludisme.

Enfin, la Ligue se propose d'entreprendre des recherches et des observations sur l'étiologie et la prophylaxie de cette maladie qui est actuellement à l'ordre du jour et d'intervenir auprès des pouvoirs publics pour hâter l'application des travaux de grand assainissement.

FONCTIONNEMENT DE LA LIGUE

La Ligue comprend des membres donateurs et des membres adhérents.

La cotisation pour les adhérents est de *un franc par personne et par an.*

Toute personne qui voudra être membre adhérent n'aura donc qu'à verser cette somme à M. le Dr Thiers, président de la Ligue, 7, boulevard du Palais (Bastia); elle recevra, en échange, une *Carte-Bon*, accompagnée d'une notice sur le mode d'emploi de la quinine comme moyen préservatif et curatif.

Si la carte doit être expédiée par la poste, joindre en plus, 0 fr. 15 pour le port.

En remettant ou en envoyant ce Bon à l'un quelconque des pharmaciens inscrits à son verso, on touchera un flacon de sulfate de quinine de 30 grammes (600 grains) au prix *très réduit* de 3 fr. 50. Si l'on désire recevoir ce flacon par la poste, on joindra à la somme un timbre de 0 fr. 25 par chaque flacon pour les frais d'envoi.

Le sulfate de quinine ainsi délivré provient de la Pharmacie centrale de France, dont le cachet de garantie sera apposé sur les flacons, ainsi que l'estampille de la Ligue; il est absolument pur, préparé selon la formule du Codex et la Ligue en surveillera la pureté par l'analyse fréquente d'échantillons prélevés au hasard.

Avec le flacon, l'adhérent recevra, gratuitement, une petite cuiller - mesure permettant de doser convenablement le médicament pour l'administrer aux enfants.

Le prix du flacon de 30 grammes pour l'adhérent est donc, en réalité, de 3 fr. 50 plus un franc de cotisation, égale 4 fr. 50, soit au juste, 0 fr. 15 le gramme ou les 20 grains.

La quinine est ainsi mise à la portée de toutes les bourses et personne n'hésitera plus à la prendre à dose convenable pour se garantir de la fièvre ou pour s'en guérir.

N. B. — Une famille qui a besoin, pour sa provision annuelle, de 2 ou 3 flacons, n'a qu'à prendre 2 ou 3 cartes d'adhérents.

INTRODUCTION

La Corse, pays essentiellement agricole, a ensemencé
l'an dernier 20.000 hectares en céréales, alors qu'elle pos-
sède plus de 200.000 hectares de terres propres à la grande
culture, d'une fertilité admirable qui pourraient lui procurer l'aisance et même la richesse si elles n'étaient frap-
pées de stérilité par la *malaria*.

Ces deux seuls chiffres mis en regard suffisent ample-
ment à expliquer la crise intense qu'elle subit et à justifier
la nécessité et l'importance d'une Ligue contre le paludisme ; car si l'assainissement par les grands procédés
industriels demeure le remède héroïque par excellence
pour éteindre radicalement le fléau, comme nous risquons
d'attendre longtemps encore son application à cause des
dépenses considérables qu'il exigerait de la part de l'Etat,
comme, même si on se décide un jour à l'appliquer, il
demandera de nombreuses années avant de porter ses
fruits, notre devoir et notre intérêt bien compris nous
imposent dès lors d'entreprendre au moins sans plus
tarder, la lutte individuelle qui, elle aussi, peut être très
efficace avec les armes nouvelles dont la science dispose
depuis ces derniers temps.

Nous nous sommes donc proposé d'éveiller et de stimu-
ler de ce côté l'initiative et l'effort individuels, de secouer
ce profond découragement issu d'une impuissance autre-
fois compréhensible, mais qui n'a plus sa raison d'être
aujourd'hui, et de prouver que, au contraire, avec un peu
de bonne volonté, à l'aide de nos propres ressources, si
restreintes soient-elles, il nous est possible d'annihiler
dans une très large mesure les attaques d'un ennemi dont,

bon gré mal gré, nous sommes obligés de subir à chaque pas le pernicieux voisinage.

Nous avons été engagé et encouragé dans cette entreprise par M. le docteur A. Laveran, l'illustre auteur de la découverte du parasite paludique, à qui nous avons le double devoir d'adresser nos plus vifs remerciements car, en même temps qu'il a tenu à attirer sur notre île l'attention des pouvoirs publics en publiant à l'Académie de médecine un long rapport spécial sur le paludisme en Corse et les moyens d'y remédier, il a bien voulu aussi patronner notre œuvre en acceptant d'en être le président d'honneur.

Le lecteur trouvera ici, condensées et exposées le plus clairement possible, les notions indispensables pour lutter contre le paludisme, telles que les comprennent et les enseignent les savants les plus compétents, MM. Laveran, Kelsch, Vallin et Blanchard, en France; Grassi, Bignami, Bastianelli et Celli, en Italie; Ronald Ross et Manson, aux Indes et en Angleterre; Koch, en Allemagne.

Nous le prions, dans un but patriotique et humanitaire, de vouloir bien aider à répandre ces notions autour de lui en les expliquant au besoin aux personnes illettrées qui auraient le plus d'intérêt à les connaître.

Ceux qui désireraient étudier plus complètement la question pourront consulter les Bulletins de l'Académie de médecine du 29 mai 1900, du 3 juillet 1900, du 24 décembre 1901 (librairie Masson, 120, boulevard Saint-Germain. Paris; coût 0 fr. 60 par numéro); c'est là que nous avons nous-même puisé largement.

I

A QUOI EST DU LE PALUDISME

Le paludisme est dû à un parasite microscopique découvert par M. Laveran, en 1880, qui vit dans le sang de l'homme, s'y développe, et, en l'absence de traitement, s'y conserve et s'y multiplie d'une façon prodigieuse.

Chaque parasite vit aux dépens du globule de sang qui le renferme. Ainsi s'explique l'anémie rapide et profonde causée par l'infection paludique.

COMMENT SE PROPAGE LE PALUDISME

Il est prouvé aujourd'hui jusqu'à l'évidence :

1° Que le parasite du paludisme est inoculé à l'homme par des moustiques dits *anophèles*.

2° Que toutes les piqûres d'anophèles ne sont pas infectieuses; pour qu'elles le soient, il faut que cet insecte ait préalablement piqué un individu atteint de paludisme.

On a réussi à donner la fièvre paludéenne à des individus sains, dans des localités où le paludisme est inconnu, en les exposant à des piqûres d'anophèles ayant sucé le sang de paludiques, et, au contraire, on a toujours échoué quand on s'est servi d'anophèles nés dans le laboratoire, et par conséquent n'ayant jamais piqué.

En outre, on a pu suivre minutieusement dans l'estomac de l'anophèles les diverses transformations du parasite.

Le fait est donc doublement établi sans contestation possible.

Le parasite ne se trouve ni dans l'air, ni dans l'eau.

L'expérience suivante de MM. Sambon et Low est concluante à cet égard. « Ces observateurs ont passé *tout un été* dans un des points les plus insalubres de la campagne romaine, près d'Ostie, sans prendre d'autre précaution contre la fièvre que de se garantir des piqûres des moustiques. Une baraque, dont les fenêtres et les portes étaient garnies de toiles métalliques, avait été construite :

MM. Sambon et Low s'y retiraient le soir; pendant la journée ils parcouraient les localités insalubres, ils creusaient le sol et ne prenaient aucune précaution *pour l'eau de boisson*; *pendant la nuit les fenêtres restaient ouvertes*, mais les toiles métalliques empêchaient l'accès des moustiques. MM. Sambon et Low ont pu passer ainsi toute la saison des fièvres dans une localité dont l'insalubrité est notoire, sans éprouver le moindre accident. »

(Rapport de M. Laveran à l'Académie de médecine, 24 décembre 1902.)

1re CONCLUSION.— *Pas de moustiques, pas de paludisme.* « A plusieurs reprises, dit encore M. Laveran, on a cité des exceptions à cette règle, mais toutes les fois qu'une enquête rigoureuse a été faite à ce sujet, il a été prouvé, ou bien que l'existence d'anophèles avait été méconnue, ou bien que les individus atteints de paludisme dans les localités indemnes de moustiques avaient contracté la maladie dans d'autres localités riches, celles-là, en moustiques. » La fièvre n'éclate pas, en effet, aussitôt après l'inoculation, mais en moyenne une douzaine de jours après.

2e CONCLUSION. — Le parasite du paludisme n'est libre à aucune époque de son existence. Il passe de l'homme au moustique et du moustique à l'homme. Les moustiques disparaissent pendant l'hiver, mais le parasite continue à vivre et à se reproduire dans le sang des malades qui conservent la fièvre toute l'année, et c'est là que, l'été suivant, la nouvelle génération d'anophèles pourra le puiser pour l'inoculer aux individus sains.

II

PROPHYLAXIE DU PALUDISME

Les moyens de se garantir contre le paludisme découlent nécessairement des notions qui précèdent. Ils consistent : 1° à détruire les larves; 2° à se préserver des piqûres des moustiques; 3° à détruire le parasite en guérissant tous les malades chroniques, dans le sang desquels les moustiques iront le puiser.

§ . I

Procédé pour détruire les larves

Le plus sûr, le plus pratique et le plus économique est l'emploi de *l'huile de pétrole pure* ou mieux associée à *l'huile de goudron.*

Deux cuillerées à café par mètre cube d'eau suffisent, quelle que soit la profondeur de la masse d'eau, puisque les larves sont obligées de se tenir à la surface pour respirer; l'huile surnageant, l'axphyxie est fatale.

Il faut avoir soin de répandre le mélange en différents points afin qu'il couvre exactement toute l'étendue. Pour cela, si la surface à assainir est considérable, on pourra se servir d'un chiffon imbibé, adapté au bout d'une longue perche, que l'on promènera sur l'eau.

S'il s'agit d'un puits où se trouve l'eau de boisson, on remplacera l'huile de pétrole par l'huile d'olives.

La destruction des larves est très importante. Il faut la commencer dès qu'elles apparaissent (mai) et pratiquer l'opération tous les 15 jours, jusqu'à la fin de l'automne dans les régions où la température est douce toute l'année.

§ II

Procédés pour se garantir contre les moustiques

1° A l'automne et même pendant l'hiver, avoir soin de rechercher dans les appartements tous les moustiques qui s'y sont cachés pour hiverner. Scruter pour cela attentivement les encoignures des plafonds, des murailles, des fenêtres et des portes, les replis des rideaux (mieux vaut ne pas en avoir), le derrière des glaces et des cadres ; cette précaution a de l'importance car dans nos plaines, l'hiver épargne les moustiques, et nous avons trouvé très souvent des anophèles bien vivants dans des chambres de malades, même en plein hiver.

2° Isoler les maisons d'habitation de toute verdure, car les arbres et arbustes, quels qu'ils soient, *même les eucalyptus*, donnent asile aux moustiques. On pourra planter des eucalyptus dans le but d'assécher le sol, mais alors loin des habitations.

3° Veiller à ce que tout autour des maisons il n'y ait ni mares, ni bassins, ni réservoirs à ciel ouvert, ni flaques d'eau persistantes, car les moustiques s'empresseraient d'y pondre; si l'on est obligé d'avoir un puits pour l'eau de boisson, le couvrir hermétiquement.

4° *Employer les toiles métalliques.*

Ces toiles doivent avoir des mailles très fines, un millimètre et demi au plus, être en fer galvanisé (fils de deux dixièmes de millimètre de diamètre). On les clouera sur des cadres en bois que l'on adaptera très exactement, en les maçonnant contre l'ouverture extérieure des fenêtres. Ces cadres devront de préférence être fixes, mais on pourra les fabriquer en deux pièces, s'ouvrant à l'extérieur à la façon des battants d'une persienne; dans ce dernier cas, il faudra éviter de les ouvrir pendant l'été par crainte d'oublier de les fermer.

Toutes les ouvertures de la maison, même l'embouchure des tuyaux de cheminée, devront être garnies de toiles métalliques.

A la porte d'entrée, on mettra aussi un cadre, mais il devra être muni de charnières, de façon à s'ouvrir à l'extérieur, comme une seconde porte, et, *précaution indispensable*, cette seconde porte devra se fermer *automatiquement et rapidement, à l'aide d'un ressort un peu dur*.

La toile métallique, propre à cet usage, coûte 0 fr. 70 à 1 fr. 20 le mètre linéaire, suivant la largeur.

On en trouve à Bastia chez les marchands de fer.

Nous avons fait établir un devis exact du prix de revient de ces appareils. Chaque fenêtre ainsi garnie reviendrait à 8 francs environ, tout compris (fourniture, pose, peinture), et la porte d'entrée à 12 francs; les dimensions des portes et fenêtres qui ont servi de base pour le devis sont celles des maisonnettes occupées par les chefs de gare, sur la côte orientale, soit 1 m. 85 de hauteur sur 1 m. 20 de largeur pour les fenêtres, et 2 m. 25 de hauteur sur 0 m. 90 de largeur pour les portes. A partir de cinq fenêtres, le prix pourrait être réduit de 15 à 20 p. 100.

La Ligue se propose, d'ailleurs, d'installer des toiles métalliques dans quelques maisonnettes, qui pourront servir de modèles aux personnes désireuses de les employer.

5° Moustiquaires.

Ce procédé est, selon nous, inférieur au précédent quand il s'agit de garantir une famille entière. D'abord la moustiquaire est absolument indispensable pour tous les lits, *même les berceaux*; ensuite il ne faut pas se contenter, comme on le fait généralement, d'un rideau de tulle suspendu au plafond par un anneau ou un cerceau, qu'on laisse ensuite pendre autour du lit ou traîner à terre. La moustiquaire doit être hermétique; avant d'y entrer, à *l'heure de la sieste* ou le soir au coucher, il faut en chasser tous les moustiques qui s'y sont introduits et avoir soin de la border sous le matelas. Tout cela n'est ni commode ni sûr. Une moustiquaire absolument inaccessible aux moustiques coûte encore une vingtaine de francs; or si l'on multiplie cette somme par le nombre des membres qui composent une famille, la dépense est élevée et l'on n'arrive en réalité qu'à garantir les pièces où l'on couche. Avec les toiles métalliques, on est à l'abri de toutes parts, car la maison est en quelque sorte transformée en une vaste moustiquaire.

Le voyageur cependant tirera profit d'une bonne moustiquaire démontable et transportable.

6° Si l'on est obligé de passer la nuit dehors, allumer de grands feux pour éloigner les moustiques et se garantir la tête et les mains avec des masques et des gants de tulle.

§ III

Procédé pour la destruction du parasite paludique

Nous avons dit que le parasite est conservé dans le sang des malades qui n'ont pu être guéris à la fin de l'été, et que les anophèles de l'été suivant vont le puiser là pour l'inoculer aux individus sains. Un paludique est ainsi un danger pour son entourage plus ou moins immédiat, au même titre qu'un cholérique ou un typhique, avec cette différence que la maladie est moins grave si elle est soignée. Il est donc essentiel d'instituer un traitement d'hiver pour guérir radicalement les porteurs de parasites.

S'il s'agit de malades ayant de temps à autre des accès de fièvre, on appliquera le traitement suivant qui est aussi celui des accès de la saison d'été.

Comment on guérit la fièvre paludéenne

On laisse évoluer le premier accès qui peut quelquefois se prolonger 24 heures. Pendant l'accès, on donne au malade des boissons abondantes froides ou chaudes, selon le goût (eau sucrée, limonades, tisanes). Dès que l'accès est passé, on administre de suite et *d'un seul coup*, 1 gramme (20 grains) de quinine, et douze heures après, si l'accès n'est pas revenu, encore 1 gramme. Si, malgré cela, la fièvre réapparaît, on procède de même. D'habitude elle est ainsi coupée, mais si elle est coupée, elle n'est pas guérie, car la quinine entrave seulement le développement du parasite sans le tuer; pour l'empêcher de revenir, il faut absolument continuer l'emploi de la quinine de la façon suivante :

Sept jours après, prendre le matin, à jeun, *pendant deux jours consécutifs, 1 gramme de quinine chaque jour, soit 2 grammes en tout et ainsi de suite tous les sept jours, pendant un mois, à partir du premier accès.*

Le mois suivant, prendre 1 gramme tous les dix jours seulement.

La cure, même en l'absence de nouvel accès, doit donc durer deux mois au moins; à défaut de cette persévérance, la fièvre reparaît alors que l'on se croyait guéri.

Les doses indiquées ci-dessus sont celles de l'adulte. Pour les enfants, on procédera indentiquement, mais les doses seront modifiées de la façon suivante :

pour les enfants de 15 à 20 ans	0, 75 centigr. (15 grains)	chaque fois
» 10 à 15 »	0, 50 centigr. (18 grains)	»
» 5 à 10 »	0, 40 » (8 »)	»
» 2 à 5 »	0, 30 » (6 »)	»
» 1 à 2 »	0, 20 » (4 »)	»
» 0 à 1 »	0, 15 » (3 »)	»

D'après ces données, il faut à un adulte 20 grammes environ de sulfate de quinine pour guérir un cas de paludisme aigu, avec fièvre, et de 5 à 10 grammes en moyenne pour les enfants suivant l'âge. Comme les membres adhérents à la Ligue peuvent se procurer la quinine à 0 fr. 15 le gramme, cela fait une dépense de 3 francs pour un adulte et de 1 franc à 1 fr. 50 pour un enfant.

Usage de la quinine comme préservatif

Les paludiques fébricitants ne sont pas les seuls dangereux ; certains individus, *surtout les enfants*, ont des parasites dans le sang sans jamais avoir eu de fièvre : Voilà pourquoi l'usage de la quinine comme préservatif est absolument indispensable pour avoir le maximum de *sécurité. L'expérience a prouvé que ce médicament pris préventivement pendant toute la saison des fièvres, ne nuit nullement à l'organisme et constitue, au contraire, un tonique et un antiseptique. Nous recommandons donc très instamment ce procédé de défense, à cause de son efficacité, de sa commodité et de son bon marché,* maintenant que la quinine est accessible à toutes les bourses. Les propriétaires qui emploient du monde pour leurs récoltes ou leurs vendanges feront œuvre d'humanité en donnant la quinine préventivement à leurs ouvriers, car la dépense ne s'élèvera pas à plus de 0,03 centimes par jour et par personne.

Ceux qui habitent constamment les régions malariques en commenceront l'usage dès le début de la saison dangereuse et le continueront jusqu'à fin novembre et même plus tard, suivant la température. Dans chaque famille, adultes et *enfants de tous âges, même au berceau,* prendront *tous les deux jours,* le matin à jeûn, les doses suivantes :

de 0 à 1 an	0,05	centigrammes	soit	1	grain
1 à 2 ans	0,10	»	»	2	»
2 à 3 ans	0,15	»	»	3	»
3 à 5 ans	0,20	»	»	4	»
5 à 10 ans	0,25	»	»	5	»
10 à 15 ans	0,30	»	»	6	»
15 à 20 ans	0,40	»	»	8	»
au-dessus de 20 ans	0,50	»	»	10	»

Les voyageurs agiront de même quand ils traverseront des localités insalubres.

Aux enfants, le médicament sera donné de préférence dans un peu de miel; si l'on emploie le café noir, ne pas le faire trop fort. Les adultes fabriqueront eux-mêmes des pilules en roulant la dose avec un peu de miel ou la délaieront dans un doigt de vin pur; surtout bien se garder de la disoudre dans du rhum, du cognac ou de l'eau-de-vie.

Immédiatement après avoir pris la quinine, on déjeunera.

Hygiène ordinaire des pays palustres

La sobriété la plus absolue est de rigueur.

Chez tout individu qui a l'habitude de boire des liqueurs alcooliques (absinthe, amers, cognacs, rhum, eau-de-vie de marc, vermouth), la fièvre paludéenne est toujours bien plus grave, plus rebelle, et laisse souvent des traces impossibles à guérir.

La meilleure boisson est le vin aux repas et, en dehors des repas, le thé ou le café légers, froid ou chaud.

Si la qualité de l'eau est douteuse, la faire bouillir, car elle peut contenir des microbes infectieux.

La régularité des garde-robes est importante. S'il y a constipation, user de laxatifs (rhubarbe, séné, magnésie).

Une purgation tous les mois est une bonne précaution.

Il faut éviter avec soin, pendant la saison des fièvres, de passer la soirée dehors comme on est tenté de le faire par les grosses chaleurs de l'été, car à partir du coucher du soleil, et surtout dès qu'il fait nuit, les moustiques quittent leurs abris diurnes pour piquer et inoculer. Pour le même motif, les personnes qui n'y sont pas obligées ne sortiront le matin qu'après le lever du soleil.

N. B. — Comme preuve incontestable du rôle préservateur de la quinine et des toiles métalliques, nous mettons sous les yeux du lecteur la statistique suivante publiée par le *Temps*.

« Les expériences faites en Italie, au cours de l'année dernière, pour combattre le fléau de la malaria, ont donné des résultats qu'il est utile de faire connaître. Ces expériences mettent en œuvre deux méthodes de prophylaxie : l'adaptation des masques et des toiles métalliques pour prémunir contre les morsures des anophèles, et la distribution des sels de quinine sous forme de confetti ou de pilules très solubles.

« Lesdites expériences ont été faites sur une assez large échelle par les compagnies de chemins de fer dans les régions malariques, à l'effet de préserver leur personnel qui, tous les ans, voyait approcher avec terreur la saison où sévit la fièvre de malaria. Ainsi, sur la ligne Rome-Pise et un parcours de 300 kilomètres comprenant un personnel de 1.906 individus, 1.592 furent complètement protégés (personnel de gare) ; entre récidivistes et primitifs, la moyenne pour les premiers a été de 83 p. 100 et 36 pour les seconds, alors que précédemment cette moyenne était respectivement de 60 et 80 p. 100 de sujets malades.

« Dans la Sicile occidentale, les protégés ont donné une moyenne de fiévreux de 9 p. 100 et les non protégés une de 60 p. 100.

« En Sardaigne, sur 60 individus protégés, aucun de malade.

Dans le Latium, sur 810 paysans protégés, la proportion des fiévreux est descendue à 13 p. 100, alors que cette proportion a été de 35 pour les non protégés.

« En Lombardie, en Vénitie et en Emilie, sur 217 personnes, 18 malades, 8,5 p. 100 contre 56 p. 100 dans le chiffre des non protégés.

« Dans certaines localités de l'Agro Romano, où la proportion des malades était ordinairement de 25 à 30 p. 100, aucun cas de fièvre ne s'est produit parmi les 293 personnes soumises aux expériences. C'est toute une résurrection pour tant de pauvres familles qui, tous les ans, se voyaient décimées par le fléau de la malaria. »

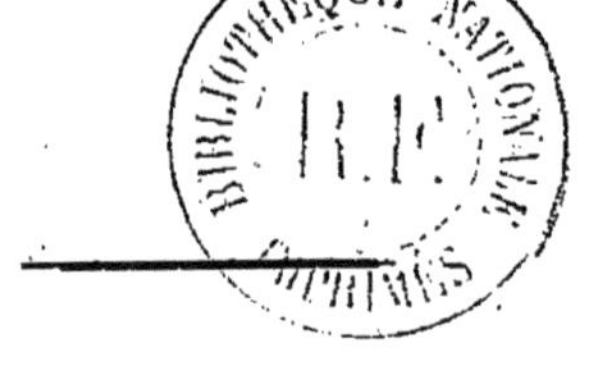

4113 — Imprimeries Réunies, Lyon.

www.ingramcontent.com/pod-product-compliance
Ingram Content Group UK Ltd.
Pitfield, Milton Keynes, MK11 3LW, UK
UKHW021723130726
13696UKWH00006B/2494